BEI GRIN MACHT SICH IHR WISSEN BEZAHLT

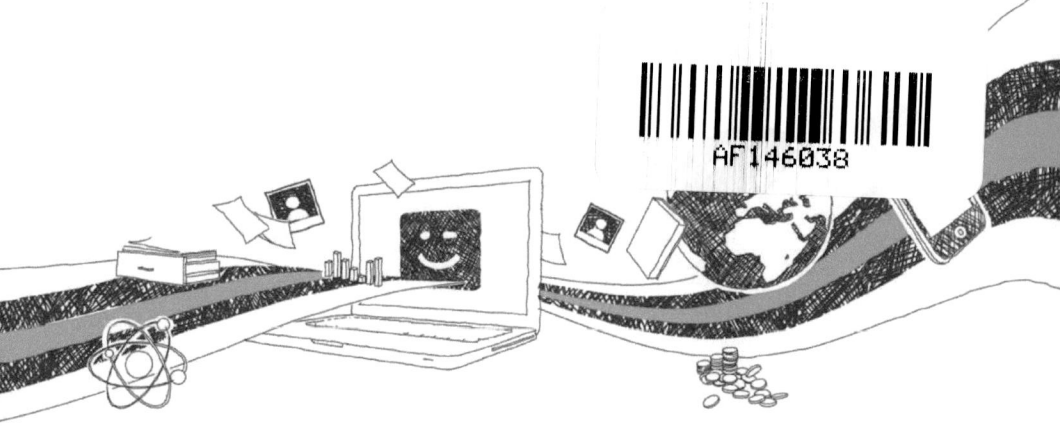

- Wir veröffentlichen Ihre Hausarbeit,
  Bachelor- und Masterarbeit

- Ihr eigenes eBook und Buch -
  weltweit in allen wichtigen Shops

- Verdienen Sie an jedem Verkauf

Jetzt bei www.GRIN.com hochladen und kostenlos publizieren

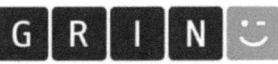

Bibliografische Information der Deutschen Nationalbibliothek:

Die Deutsche Bibliothek verzeichnet diese Publikation in der Deutschen National-
bibliografie; detaillierte bibliografische Daten sind im Internet über http://dnb.d-
nb.de/ abrufbar.

Impressum:

Copyright © 2013 GRIN Verlag
Druck und Bindung: Books on Demand GmbH, Norderstedt Germany
ISBN: 9783668683143

Dieses Buch bei GRIN:

https://www.grin.com/document/419324

Oliver Seebass

Health Technology. Schaffung eines Versorgungsnetzwerkes für die regionale Gesundheitsversorgung

GRIN Verlag

GRIN - Your knowledge has value

Der GRIN Verlag publiziert seit 1998 wissenschaftliche Arbeiten von Studenten, Hochschullehrern und anderen Akademikern als eBook und gedrucktes Buch. Die Verlagswebsite www.grin.com ist die ideale Plattform zur Veröffentlichung von Hausarbeiten, Abschlussarbeiten, wissenschaftlichen Aufsätzen, Dissertationen und Fachbüchern.

Besuchen Sie uns im Internet:

http://www.grin.com/

http://www.facebook.com/grincom

http://www.twitter.com/grin_com

.

Fallaufgabe

Health Technology

08.03.2014

Erstellt von:

Oliver Seebass

Inhaltsverzeichnis

Einleitung

Bei der vorliegenden Aufgabe handelt es sich um ein – bereits relativ komplexes – Projekt zur Schaffung eines Versorgungsnetzwerkes für die regionale Gesundheitsversorgung. Im Zuge dessen werden gewachsene, bestehende Strukturen überführt in neuere, modernere Organisationsformen, die sowohl hinsichtlich der ärztlichen Versorgung als auch der verwaltungstechnischen Abwicklung Vorteile versprechen.

1 Strategische Ziele und Projektstruktur

1.1 Formulierung der Zielsetzung

Nennen Sie fünf strategische Zielsetzungen für die Realisierung des Gesundheitsnetzes Bremeland und leiten Sie für diese strategischen Ziele jeweils bis zu zwei operative Zielsetzungen für das Projekt ab.

Folgende strategischen und daraus abgeleiteten Ziele ergeben sich aus der Situationsbeschreibung:

1 *Flächendeckende und wohnortnahe Gesundheitsversorgung der Bevölkerung*

Dieses erstgenannte Ziel ist das Oberziel des Gesamtvorhabens; daraus leiten sich die weiteren strategischen Ziele ab.

Für das Projekt sind folgende operativen Zielstellungen ableitbar:

1.1   Erhöhung der Ärztedichte auf den Bundesdurchschnitt.

1.2   Konzeption und Umsetzung von „Wohnortnähe".

2 *Steigerung der Attraktivität von ländlich gelegenen Haus- und Facharztsitzen*

Auf Grund der beschriebenen Umstände (Patientendichte, hohe Arbeitsintensität, fehlende Kollegialität und Notdienstproblematik) ist die Bereitschaft junger Ärzte, ländliche Praxen weiterzuführen, gering.

Operativ ableitbare Ziele sind u.a.:

2.1   Erhebung besonderer Vorlieben junger Ärzte zur Motivation.

2.2   Konzeption alternativer (Not-)Dienstmodelle.

3 *Stärkere Verzahnung der medizinischen Leistungsangebote*

Die Kernaussage der Studie ist, dass es zu diesem Ziel keine Alternative gibt.

Operativ ableitbare Ziele sind u.a.

3.1   Übernahme „ungeliebter" ambulanter Leistungen durch Kliniken.

3.2   Abbau von Kommunikationshemmnissen zwischen den Sektoren.

4 *Wirtschaftliche Erbringung von Gesundheitsleistungen*

Die wirtschaftliche Erbringung von Gesundheitsleistungen ist ebenfalls ein übergeordnetes Ziel, das auch im aktuellen Kontext relevant ist.

Operativ ableitbare Ziele sind u.a.:

4.1   Identifikation unwirtschaftlicher Leistungen.

4.2   Schaffung alternativer Leistungen bzw. Kompensation.

5   *Kompensation von Strukturnachteilen ländlicher Gebiete*

Auch die Ausdünnung des öffentlichen Personennahverkehrs (ÖPNV) hat ungünstige Auswirkungen auf die Gesundheitsversorgung im ländlichen Regionen.

Operativ ableitbare Ziele sind u.a.:

5.1   Evaluation alternativer Fahrdienste.

5.2   Evaluation telemedizinischer Diagnostik und ggf. Therapie.

1.2 Projektstruktur für das Gesundheitsnetz Bremeland

Erstellen Sie ein Schaubild der Projektstruktur für das Gesundheitsnetz Bremeland, und benennen Sie die entsprechenden Positionen und Verantwortlichkeiten.

Die Projektstruktur mit den zuständigen Mitgliedern und Verantwortlichkeiten ist nachfolgend abgebildet.

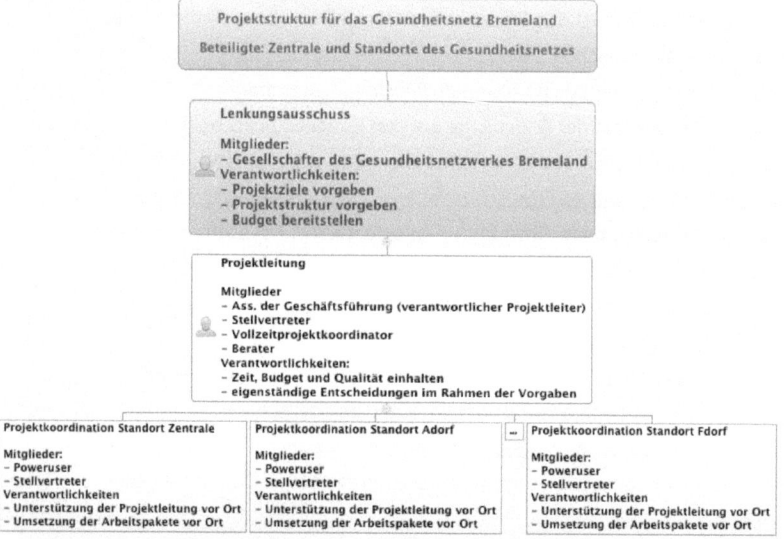

Abbildung 1: Projektstruktur für das Gesundheitsnetzwerk Bremeland (eig. Darstellung)

Besonderes Augenmerk sollte darauf gerichtet werden, dass hinter jeder Position ein realer Name steht, damit die Verantwortlichkeit klar zugeordnet werden kann.

2 Anmerkungen zur Präsentation für den Verwaltungsrat

Die Lektüre zweier Bücher hat besonderen Einfluss auf die Erstellung der Präsentation gehabt. Das erste Werk mit dem Namen „ZEN oder die Kunst der Präsentation" von Garr Reynolds war eine Empfehlung von Frau Prof. Dr. Viviane Scherenberg, der an dieser Stelle herzlich dafür gedankt sei. Das zweite Werk mit dem Namen „Argumentieren unter Stress" von Albert Thiele hatte unmittelbaren Bezug zu des Verf. ausgeübter Tätigkeit. Auch die konstruktive Kritik in der Präsenzveranstaltung im Rahmen des Gruppenprojektes „Public Health" am 14. Dezember 2013 unter der Leitung von Herrn Prof. Dr. Christian Franken und Frau Prof. Dr. Viviane Scherenberg hat maßgeblichen Einfluss auf die Komposition der Präsentationsinhalte.

Im oben erstgenannten Werk wird der als „Marketing-Guru und herausragender Präsentator" Seth Godin wie folgt zitiert: „Setzen Sie niemals mehr als sechs Wörter auf eine Folie. NIEMALS. Keine Präsentation ist so komplex, dass sie ein Abweichen von dieser Regel rechtfertigt"[1]. Ich muss gestehen, das erschien mir zunächst praktisch unmöglich. In weiten Teilen der Präsentation wird diesem Ansatz jedoch gefolgt.

Das zweitgenannte Werk lieferte hinsichtlich der dort vorgestellten Methode zur Argumentationsamlung mittels Spektrumanalyse namens „ETHOS"[2] eine wertvolle Hilfe. Die unmittelbar anschließende Empfehlung zur ABC-Analyse bei der Gewichtung von Argumenten hat, so hoffe ich, eine gewisse Stringenz und Prägnanz in die Präsentationsinhalte gebracht[3].

Die Ziele und inhaltlichen Ausführungen zu den einzelnen Folien finden sich im jeweils zugehörigen Notizfeld.

---

1 vgl. Reynolds (2013), S. 20. Der Originaltext lautet: „No more than six words on a slide. EVER. There is no presentation so complex that this rule needs to be broken." und findet sich unter http://sethgodin.typepad.com/seths_blog/2007/01/really_bad_powe.html
2 vgl. Thiele (2013), S. 49 ff.; ETHOS ist ein Merkwort für die Perspektiven der Spektrumanalyse und steht für die Bereiche „Economic, Technical, Human, Organizational und Social" und wird übersetzt mit „Wirtschaftliche Aspekte, Technische Aspekte, Menschliche Aspekte, Organisatorische Aspekte und Umweltaspekte").
3 vgl. Thiele (2013), S. 51 ff.

3 Netzwerkstruktur des Gesundheitsnetzes Bremeland

Eine mögliche Netzwerkstruktur des Gesundheitsnetzes Bremeland stellt sich wie folgt dar:

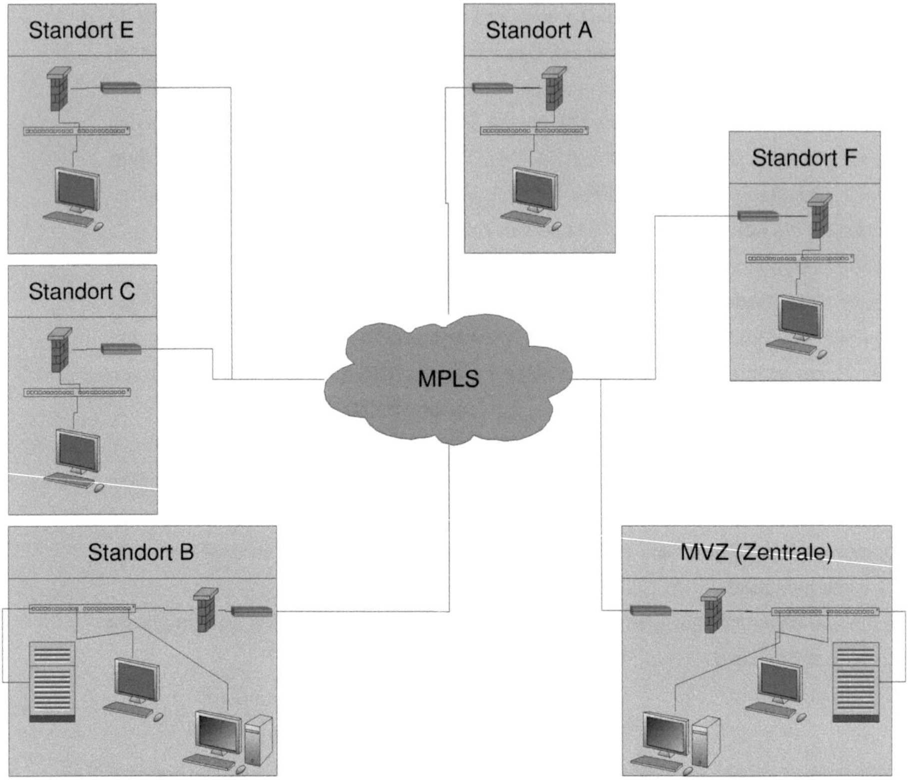

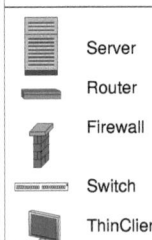

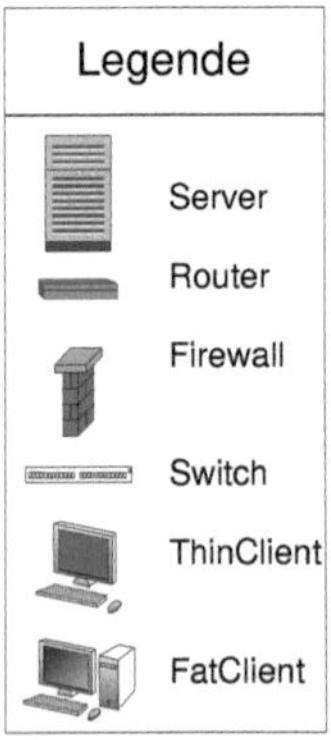

Legende

- Server
- Router
- Firewall
- Switch
- ThinClient
- FatClient

Die Kommunikation findet über ein MPLS-Netz statt, an das alle Teilnehmer durch symmetrische und ausreichend breitbandige Leitungen über einen Router angeschlossen sind. In jedem Standort befindet sich eine Firewall, über die die Verbindung zum LAN des Standortes realisiert wird. Im Hausnetz befinden sich entweder nur ThinClients, die über die Weitverkehrsverbindung mit dem Terminalserver der zentralen Standorte Bremestadt oder Bedorf kommunizieren, bzw. in den größeren Standorten zusätzliche FatClients. Auch dort wird jedoch sicher der Einsatz von ThinClients geboten sein.

4 Vor-Ort-Ausstattung

4.1 Räumlichkeiten in den Standorten

Aus der Beschreibung der Struktur des Gesundheitsnetzes Bremeland GbR wird folgender Raumplan abgeleitet:

Standort	Raum	Anzahl	Zweck	Personal[4]
MVZ Bedorf	Behandlungsraum	2	Orthopädie	1 FA/1 AH
	Behandlungsraum	2	Augenheilkunde	1 FA/1 AH
	Behandlungsraum	2	Urologie	1 FA/1 AH
	Behandlungsraum	1	Psychotherapie	1 FA
	Behandlungsraum	2	Chirurgie	1FA/1 AH
	Behandlungsraum	2	Innere Medizin	1 FA/1 AH
	Behandlungsraum	2	Zahnarzt	1 FA/1 AH
	Mini-Labor	2	Blutentnahme, etc.	1 AH
	Empfangsbereich	2	Empfang/Verwaltung	4 AH
Standort B	Röntgen etc.	2	Radiologie	1 FA/ 1 RTA
	Behandlungsraum	2	Allgemeinmedizin	1 FA/1 AH
	Behandlungsraum	2	Innere Medizin	1 FA/1 AH
	Mini-Labor	1	Blutentnahme etc.	1 AH
	Empfangsbereich	1	Empfang/Verwaltung	2 AH
Standort C	Behandlungsraum	2	Gynäkologie	1 FA/1 AH
	Behandlungsraum	2	Allgemeinmedizin	1 FA//1 AH
	Behandlungsraum	2	Innere Medizin	1 FA/1 AH
	Mini-Labor	1	Blutentnahme etc.	1 AH
	Empfangsbereich	1	Empfang/Verwaltung	2 AH
Standort E	Behandlungsraum	2	Mund-/Kiefer-/Gesichtschirurgie	1 FA/ 1 AH
	Behandlungsraum	2	HNO-Heilkunde	1 FA/1 AH
	Behandlungsraum	2	Zahnarzt	1 FA/1 AH
	Empfangsbereich	1	Empfang/Verwaltung	2 AH
Standort F	Behandlungsraum	2	Innere Medizin	1 FA/1 AH
	Behandlungsraum	2	Kinderheilkunde	1 FA/1 AH
	Behandlungsraum	2	Allgemeinmedizin	1 FA/1 AH
	Mini-Labor	1	Blutentnahme etc.	1 AH
	Empfangsbereich	1	Empfang/Verwaltung	2 AH

Tabelle 1: Liste der Räumlichkeiten nach Standort und Funktion

---

4   FA = Facharzt, AH = Arzthelferin bzw. Zahnarzthelferin, RTA = Radiologisch Technische Assistentin

Auf die Aufzählung von Sozialräumen sowie WC und weiteren Räumen, die nicht der Leistungserbringung dienen, wurde verzichtet. Es wird die Einrichtung eines Zentrallabors am Krankenhaus Bremestadt unterstellt. In Adorf sind keine Änderungen nötig.

4.2 Definition der IT-Arbeitsplätze für die Standorte

Aus der nachfolgenden Tabelle sind die IT-Arbeitsplatztypen zu entnehmen. Die Anzahl der Clients wird in der Tabelle zu 4.3 aufgeführt.

Nr.	Typ	Funktionalitäten[5]
1.	Empfang	APIS • Patientenverwaltung • Terminverwaltung • Behandlungsliste Kartenleser Internet (Telefonauskunft, Taxi, etc.) Praxiskommunikation (z. B. Chat)
2.	Arzt PC	APIS • Medizinische Dokumentation Internet (Recherche etc.) Praxiskommunikation (z. B. Chat) Zugriff auf Bildarchiv Diktierfunktion
3.	Befundarbeitsplatz	APIS • Medizinische Dokumentation • Befundung mittels befundfähiger Bildschirme Diktierfunktion mit Spracherkennung
4.	Mini-Labor PC	APIS • Patientendaten Anschluss spezieller Analysegeräte Laborinformationssystem
5.	ZahnarztPC	APIS mit Zusatzmodul Zahnmedizin • Stammdaten • Behandlungsverlauf Zugriff auf zahnärztliches Bildarchiv

Tabelle 2: Funktionale Arbeitsplatztypen

Folgende Grundannahmen liegen der Bestimmung der Arbeitsplatztypen zu Grunde:

1. Es gibt ein zentrales Apis für alle Standorte.

2. Es gibt ein zentrales digitales Bildarchiv für alle Standorte. Alle bildgebenden Geräte, ebenso wie (Belastungs-)EKG und Ultraschall sind in der Lage, digitale Bilder zu erzeugen.

---

5   APIS = Arztpraxisinformationssystem

3. Am jeweiligen Standort erfolgen lediglich Blutentnahme und Basistests wie Blutzuckermessung, Blutgerinnung und Urin bestimmt. Alle anderen Blutwerte werden im Zentrallabor erhoben.

4. Die Mini Labors sind mit je einer Arzthelferin besetzt, die ggf. auch am Empfang aushelfen kann.

5. Der Einfachheit halber werden die „Kleingeräte" wie EKG, Ultraschall usw. als mobile Geräte ausgelegt, sodass kein eigener Raum benötigt wird.

4.3 Client-Technologie für die Arbeitsplätze

Die nachfolgende Tabelle gibt Aufschluss über die jeweiligen Clients der einzelnen Standorte. In der Praxis ist es unerlässlich, sprechende Namen für die Endgeräte in Namenskonventionen festzulegen. Dies geschieht in der folgenden Tabelle. Außerdem werden an einigen Arbeitsplätzen Drucker benötigt (Zentraldrucker und Arbeitsplatzdrucker). Diese werden nicht aufgeführt, müssen in der Praxis jedoch sorgfältig geplant werden.

Nr.	Name	Client	Typ	Raum	Standort	Bemerkungen
1.	WS_MVZ_001	WS	1	MVZ.E001	Empfang I	Anschluss eines Kartenlesers
2.	WS_MVZ_002	WS	1	MVZ.E001	Empfang I	Anschluss eines Kartenlesers
3.	WS_MVZ_003	WS	1	MVZ.E002	Empfang II	Anschluss eines Kartenlesers
4.	WS_MVZ_004	WS	1	MVZ.E002	Empfang II	Anschluss eines Kartenlesers
5.	TC_MVZ_005	TC	2	MVZ.E010	Behandlung Orthopädie	
6.	TC_MVZ_006	TC	2	MVZ.E011	Behandlung Orthopädie	
7.	WS_MVZ_007	WS	2	MVZ.E012	Behandlung Augenheilkunde	ggf. Anschluss von diagnositischen Geräten
8.	WS_MVZ_008	WS	2	MVZ.E013	Behandlung Augenheilkunde	ggf. Anschluss von diagnositischen Geräten
9.	TC_MVZ_009	TC	2	MVZ.E014	Behandlung Urologie	
10.	TC_MVZ_010	TC	2	MVZ.E015	Behandlung Urologie	
11.	TC_MVZ_011	TC	2	MVZ.E016	Behandlung Psychotherapie	
12.	TC_MVZ_012	TC	2	MVZ.E017	Behandlung Chirurgie	
13.	TC_MVZ_013	TC	2	MVZ.E018	Behandlung Chirurgie	
14.	WS_MVZ_014	WS	2	MVZ.E019	Behandlung Innere Medizin	ggf. Anschluss von diagnositischen Geräten
15.	WS_MVZ_015	WS	2	MVZ.E020	Behandlung Innere Medizin	ggf. Anschluss von diagnositischen Geräten
16.	TC_MVZ_016	TC	5	MVZ.E021	Behandlung Zahnarzt	
17.	TC_MVZ_017	TC	5	MVZ.E022	Behandlung Zahnarzt	
18.	WS_MVZ_018	WS	4	MVZ.E023	Mini-Labor I	ggf. Anschluss von Laborgeräten
19.	WS_MVZ_019	WS	4	MVZ.E024	Mini-Labor II	ggf. Anschluss von Laborgeräten
20.	WS_SBD_001	WS	1	SBD.001	Empfang	Anschluss eines Kartenlesers
21.	WS_SBD_002	WS	1	SBD.001	Empfang	Anschluss eines Kartenlesers
22.	WS_SBD_003	WS	3	SBD.E010	Röntgen I (klass. Röntgen)	Befundworkstation mit insg. 3 Bildschirmen
23.	WS_SBD_004	WS	3	SBD.E011	Röntgen II (z. B. CT)	Befundworkstation mit insg. 3 Bildschirmen
24.	TC_SBD_005	TC	2	SBD.E012	Behandlung Allgemeinmedizin	
25.	TC_SBD_006	TC	2	SBD.E013	Behandlung Allgemeinmedizin	
26.	WS_SBD_007	WS	2	SBD.E014	Behandlung Innere Medizin	ggf. Anschluss von diagnositischen Geräten
27.	WS_SBD_008	WS	2	SBD.E015	Behandlung Innere Medizin	ggf. Anschluss von diagnositischen Geräten
28.	WS_SBD_009	WS	4	SBD.E016	Mini-Labor	ggf. Anschluss von Laborgeräten
29.	WS_SCD_001	WS	1	SCD.001	Empfang	Anschluss eines Kartenlesers
30.	WS_SCD_002	WS	1	SCD.001	Empfang	Anschluss eines Kartenlesers
31.	WS_SCD_003	WS	2	SCD.010	Behandlung Gynäkologie	Anschluss eines festen Ultraschalls
32.	WS_SCD_004	WS	2	SCD.011	Behandlung Gynäkologie	Anschluss eines festen Ultraschalls
33.	TC_SCD_005	TC	2	SCD.012	Behandlung Allgemeinmedizin	
34.	TC_SCD_006	TC	2	SCD.013	Behandlung Allgemeinmedizin	

Tabelle 3: Auflistung der Arbeitsplätze nach Standort und Typ (1)

Nr.	Name	Client	Typ	Raum	Standort	Bemerkungen
35.	WS_SCD_007	WS	2	SCD.014	Behandlung Innere Medizin	ggf. Anschluss von diagnositischen Geräten
36.	WS_SCD_008	WS	2	SCD.015	Behandlung Innere Medizin	ggf. Anschluss von diagnositischen Geräten
37.	WS_SCD_009	WS	4	SCD.016	Mini-Labor	ggf. Anschluss von Laborgeräten
38.	WS_SED_001	WS	1	SED.001	Empfang	Anschluss eines Kartenlesers
39.	WS_SED_002	WS	1	SED.001	Empfang	Anschluss eines Kartenlesers
40.	TC_SED_003	TC	5	SED.010	Behandlung Kieferorth.	
41.	TC_SED_004	TC	5	SED.011	Behandlung Kieferorth.	
42.	TC_SED_005	TC	2	SED.012	Behandlung HNO	
43.	TC_SED_006	TC	2	SED.013	Behandlung HNO	
44.	TC_SED_007	TC	5	SED.014	Behandlung Zahnarzt	
45.	TC_SED_008	TC	5	SED.015	Behandlung Zahnarzt	
46.	WS_SFD_001	WS	1	SFD.001	Empfang	Anschluss eines Kartenlesers
47.	WS_SFD_002	WS	1	SFD.001	Empfang	Anschluss eines Kartenlesers
48.	WS_SFD_003	WS	2	SFD.010	Behandlung Innere Medizin	ggf. Anschluss von diagnositischen Geräten
49.	WS_SFD_004	WS	2	SFD.011	Behandlung Innere Medizin	ggf. Anschluss von diagnositischen Geräten
50.	TC_SFD_005	TC	2	SFD.012	Behandlung Kinderheilkunde	
51.	TC_SFD_006	TC	2	SFD.013	Behandlung Kinderheilkunde	
52.	TC_SFD_007	TC	2	SFD.014	Behandlung Allgemeinmedizin	
53.	TC_SFD_008	TC	2	SFD.015	Behandlung Allgemeinmedizin	
54.	WS_SFD_009	WS	1	SFD.016	Mini-Labor	ggf. Anschluss von Laborgeräten

Tabelle 4: Auflistung der Arbeitsplätze nach Standort und Typ (2)

Es ist ersichtlich, dass insgesamt 54 IT-Arbeitsplätze benötigt werden. Der Name bildet sich aus der verwendeten Gerätekategorie (WS = Workstation/FatClient, TC = ThinClient), dem Standortkürzel (z. B. SFD für Standort Fdorf) und einer lfd. Gerätenummer für den Standort. Auf diese Weise kann der Administrator bereits an Hand des Namens sowohl den Standort als auch die Gerätekategorie erkennen, was im Supportfall sehr hilfreich ist. ThinClients haben vielfach Restriktionen hinsichtlich des Anschlusses von Peripheriegeräten, sodass dort, wo der Anschluss solcher zu erwarten ist, FatClients geplant wurden. Im Hinblick auf Langlebigkeit, Energieverbrauch und Wartungsintensität sollten jedoch soweit wie möglich ThinClients eingesetzt werden.

5 VHitG Arztbrief

5.1 Struktur des Arztbriefes

Schematisch folgt die Struktur des Arztbriefes dem CDA-Schema, das nachfolgend abgebildet ist.

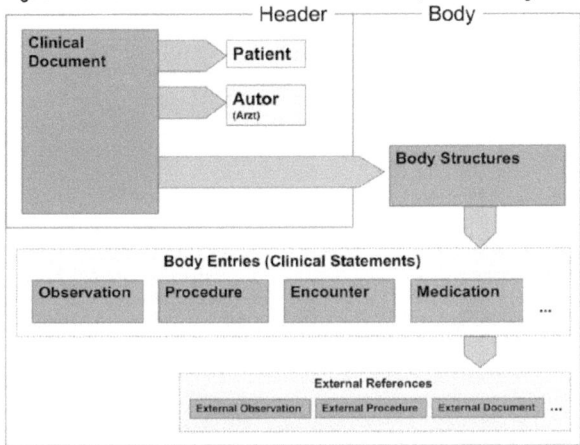

Abbildung 2: Struktur eines CDA-Dokumentes. Quelle: http://www.bvitg.de/arztbrief.html?
file=tl_files/public/downloads/publikationen/arztbrief/Leitfaden-VHitG-Arztbrief-v150.pdf, 13.03.2014

Im Einzelnen sollen folgende Strukturelemente gem. VhitG verwendet werden:

Nr.	Element	Nr.	Element
	Header		*Body*
1.	Typ ID	1.	Anrede
2.	Dokumenten ID	2.	Fragestellung
3.	Typisierung des Dokuments	3.	Anamnese
4.	Zusätzliche Dokumenttyp-Bezeichnung	4.	Befunde
5.	Erstellungsdatum des Dokuments	5.	Diagnosen
6.	Vertraulichkeit des Dokuments	6.	Besondere Hinweise
7.	Sprache des Dokuments	7.	Therapien/Behandlungsmaßnahmen
8.	Versionierung des Dokuments	8.	Notizen
9.	Teilnehmende Parteien	9.	Epikrise
9.1.	Patient	10.	Anhänge
9.2.	Autor	11.	Schlusstext
9.3.	Verwaltende Organisation	12.	Externe Dokumente
9.4.	Beabsichtigte Empfänger des Dokuments		
9.5.	Unterzeichner		
9.6.	Personen bei der Dateneingabe		
9.7.	Weitere Beteiligte		
9.8.	Versichertendaten		
10.	Bezug zu vorhergehenden Dokumenten		
11.	Informationen zum Patientenkontakt		
12.	Einverständniserklärung		
13.	Dokumentierte Gesundheitsdienstleistung		

Tabelle 5: Strukturelemente VhitG Arztbrief (eigene Darstellung)

Gerade in dem skizzierten multidisziplinären Umfeld muss der generisch gebildete VhitG- Arztbrief eine Vielzahl an möglichen Informationen fassen können.

Und die verwendeten Strukturelemente sind so gewählt, dass alle Fachrichtungen abgebildet werden können.

5.2 Verwendete Codesysteme und Terminologien

Folgende Codesysteme bzw. Terminologien kommen zum Einsatz:

Nr.	Bezeichnung	Beschreibung[6]
		TERMINOLOGIEN
1.	Alpha ID	Die Alpha-ID ermöglicht es, medizinische und alltagssprachliche Diagnosenbezeichnungen zu kodieren, stellt also Diagnosenkodes zur Verfügung.
2.	OPS	Der Operationen- und Prozedurenschlüssel (OPS) ist die amtliche Klassifikation zum Verschlüsseln von Operationen, Prozeduren und allgemeinmedizinischen Maßnahmen im stationären Bereich und beim ambulanten Operieren.
3.	ICD 10	Die Internationale statistische Klassifikation der Krankheiten und verwandter Gesundheitsprobleme, 10. Revision, German Modification (ICD-10-GM) ist die amtliche Klassifikation zur Verschlüsselung von Diagnosen in der ambulanten und stationären Versorgung in Deutschland.
4.	SNOMEDCT	Nach eigener Aussage der umfassendste mehrsprachige klinische Terminologieindex der Welt.[7]
5.	IDMACS	Komplette multi-axial generische Terminologie verknüpft zu einem medizinisch semantischen Netzwerk der Fa. ID, Berlin.
		CODESYSTEME
6.	LOINC	LOINC (Logical Observation Identifiers Names and Codes) ist ein System zur eindeutigen Verschlüsselung von medizinischen Untersuchungen, insbesondere Laboruntersuchungen. LOINC wird als Datenbank vom Regenstrief Institute (USA) herausgegeben und regelmäßig aktualisiert.
7.	HL7 V. 3	Eher als Protokoll denn als Codesystem zu verstehen, bietet HL7 V 3 die Plattform für die Implementierung der Clinical Document Architecture (CDA) auf Basis des Reference Information Model (RIM).

Tabelle 6: Codesysteme und Terminologien

---

6   Quelle: http://www.dimdi.de/static/de/klassi/index.htm, 13.03.2014
7   http://www.ihtsdo.org/snomed-ct/, 13.03.2013

5.3 Musterarztbrief (ambulante Intervention)[8]

Gesundheitsnetz Bremeland
Praxis für HNO-Heilkunde
Dr. med. O. Amboss
Straße
xxxxx Edorf

Herrn Dr. med. Franz Mustermann
Straße
xxxx Hintertupfistan

10. März 2014

Sehr geehrter Herr Kollege,

ich berichte über den am 10.03.2014 vorgestellten Patienten Fred Feuerstein, Simpsonstr. 11, 2000 Hamburg, geb. am 03.03.1963.

Diagnose: Akute, knalltraumabedingte Schädigung des cochleären Verstärkers mit Hochtoninnenohrschwerhörigkeit beidseits und Tinnitus beidseits. **(ICD-10: H93.1)**
Therapie: Innenohraktive Therapie mit intravenöser Gabe von Novocain in aufsteigender Dosierung in defibrillatorischer Bereitschaft. **(OPS: 5-209.x)**

Der Patient stellte sich am 10.03.2014 in unserer Praxis vor. Bei der Vorstellung klagte der Patient über eine subjektive Hörminderung auf dem rechten Ohr sowie ein hochfrequentes, pfeifendes Ohrgeräusch auf beiden Ohren. Diese Beschwerden seien direkt nach der Einwirkung eines Knalles durch eine Signalpistole mit Starenschreckaufsatz in der Neujahrsnacht aufgetreten. Die Ergebnisse der HNO-ärztlichen Spiegeluntersuchung ergaben unauffällige Befunde. Der Stimmgabelversuch nach Weber wurde ins rechte Ohr lateralisiert. Der Stimmgabelversuch nach Rinne war beidseits positiv. Im Reintonaudiogramm zeigte sich beidseits eine ebaso-cochleäre Innenohrschwerhörigkeit im Bereich von 6 bis 10 kHz mit einem maximalen Hörverlust von 22 dB bei 8 kHz rechts und von 27 dB bei 10 kHz links. Der Tinnitus konnte beidseits mit einem Sinuston von 10 kHz rechts von 42 dB und links von 53 dB lokalisiert werden. Unter oben genannter Therapie besserten sich sowohl die subjektiven Beschwerden als auch die objektiven Befunde kontinuierlich. Der Tinnitus konnte beidseits bei 10 kHz und 17 dB lokalisiert werden. Der Patient sollte seine Ohren vor Lärmeinwirkung schützen, und ototoxische Medikamente sollten nur nach strenger Indikationsstellung eingenommen werden. Aufgrund des fortbestehenden Tinnitus beidseits empfehlen wir die Lärmprotektion durch Anfertigung eines speziellen Gehörschutzes im Sinne von Ohrpassstücken mit Filterfunktion.
Wir bitten um Wiedervorstellung zur audiologischen Kontrolluntersuchung ca. acht bis zehn Wochen und acht bis zehn Monate nach dem Knalltrauma.

Mit freundlichen kollegialen Grüßen

gez. Dr. med. Amboss

---

8   Medizinische Inhalte und Details aus http://www.tusi-hno-lehre.org/downloads/knalltrauma.pdf, 13.03.2014

6 Strategisches Beschaffungsprojekt

6.1 Notwendige Serverinfrastruktur und LAN

Aus der Netzwerkstruktur für das Gesundheitsnetz Bremeland lässt sich bereits erkennen, dass sich die Serverinfrastruktur nur in den beiden Standorten Krankenhaus und MVZ befinden soll. In allen anderen Standorten befinden sich lediglich Terminalserver-Clients, Drucker und ggf. Peripheriegeräte. Die nachfolgende Tabelle gibt Aufschluss über die geplante IT-Infrastruktur.

Server- und LAN-Struktur
Gesundheitsnetz Bremeland

Serverhardware

Serverstruktur Standort KKH

Die Serverlandschaft wird hochverfügbar ausgelegt, da es sich um kritische IT-Infrastruktur handelt. Die Datenbankserver werden auf Grund der hohen Performanceanforderungen nicht virtuell konzipiert. Der Rest der Anwendungen läuft in der Virtualisierungslösung VMWare® und umfasst folgende Systeme: 1 Verzeichnisserver, 1 Fileserver, 1 Mail- und Kalenderserver, 1 Kommunikationsserver, 1 APIS-Server, 1 Backupserver, 1 Laborserver, Facharztanwendungsserver, RIS, PACS, Archiv

Nr.		CPU	Kerne	RAM	lokale Storage	Bemerkungen
1.	Datenbankserver 1	2	16	48 GB	2 * 300 GB Raid 1	Auslegung als Cluster mit 2.
2.	Datenbankserver 2	2	16	48 GB	2 * 300 GB Raid 1	Auslegung als Cluster 1.
3.	Virtualisierungsserver 1	4	32	96 GB	2 * 300 GB Raid 1	Auslegung als Cluster mit 4. und 5.
4.	Virtualisierungsserver 2	4	32	96 GB	2 * 300 GB Raid 1	Auslegung als Cluster mit 3. und 5.
5.	Virtualisierungsserver 3	4	32	96 GB	2 * 300 GB Raid 1	Auslegung als Cluster mit 3. und 4.
6.	Verzeichnisserver	1	4	48 GB	2 * 300 GB Raid 1	Verzeichnisserver außerhalb der Virtualisierung empfohlen

SAN-Struktur Standort KKH

Es wird ein Speichernetzwerk (SAN) verwendet um auf zukünftige Speicherplatzanforderungen flexibel reagieren zu können.

		Ports	Speed	Raid	Kapazität	Bemerkungen
7.	SAN Switch 1	8	8 Gbit/s	n.a.		Anschluss an alle Server und Storage
8.	SAN Switch 2	8	8 Gbit/s	n.a.		Anschluss an alle Server und Storage
9.	Storage A	2	8 Gbit/s	10	10 TB	Verschiedene Storagepools für unterschiedliche Anforderungen
10.	Storage B	2	8 Gbit/s	10	10 TB	Verschiedene Storagepools für unterschiedliche Anforderungen

LAN-Struktur KKH (nur Gesundheitsnetz Bremeland)

11.	LAN-Ports 1 GbE	12				Management LAN
12.	LAN-Ports 10 GbE	10				Server-Connect
13.	Firewall					
14.	Router					

Sonstiges

15.	Backup-Library	2			100 TB	LTO6-Technik

Tabelle 7: Serverinfrastruktur Gesundheitsnetz Bremeland (1)

Server- und LAN-Struktur
Gesundheitsnetz Bremeland

Serverhardware

Serverstruktur Standort MVZ

Die Serverlandschaft wird als Backup-Standort ausgelegt für den Fall, dass der Hauptstandort (KKH) nicht zur Verfügung steht. Erheblich geringere Anforderungen für Notbetrieb. Zusätzliches Backup aller Produktivdaten an zweitem Standort.

Nr.		CPU	Kerne	RAM	lokale Storage	Bemerkungen
1.	Datenbankserver 3	2	16	48 GB	2 * 300 GB Raid 1 3 TB Raid 5	Asynchrone Datenspiegelung aus KKH
2.	Virtualisierungsserver 3	4	32	96 GB	2 * 300 GB Raid 1 8 TB Raid 5	Replikationsserver zu KKH
LAN-Struktur KKH (nur Gesundheitsnetz Bremeland)						
3.	LAN-Ports 1 GbE	48				19 Arbeitsplätze + Drucker usw.
4.	Firewall					
5.	Router					
Sonstiges						
6.	Backup-Library	2			100 TB	LTO6-Technik

Serverstruktur Standorte B – F

In den folgenden Standorten ist identische IT-Basisinfrastruktur vorzusehen. Zugriff auf Terminalserver in der Zentrale. Keine lokale Verarbeitung von Daten

Nr.		CPU	Kerne	RAM	lokale Storage	Bemerkungen
LAN-Struktur KKH (nur Gesundheitsnetz Bremeland)						
1.	LAN-Ports 1 GbE	24				Arbeitsplätze + Drucker usw.
2.	Firewall					
3.	Router					

Tabelle 8: Serverinfrastruktur Gesundheitsnetz Bremeland (2)

6.2 Notwendige Anwendungssysteme und Anforderungskataloge

Es folgen die Anwendungssysteme mit den strategischen Anforderungen.

Anforderungskatalog Informationssystem Gesundheitsnetz Bremeland

1. Datenmanagement	ja	nein	Bemerkungen
1.1 DBMS			
ORACLE			
MS SQL Server			
MYSQL			
POSGRESQL			
Andere (bitte nennen)			
1.2 Test- Schulungssystem			
Testsystem wird bereitgestellt			
Schulungssystem wird bereitgestellt			
1.3 Antwortzeitverhalten			
Garantiertes Antwortzeitverhalten gemäß übergebenem Drehbuch			
Implementierte Messverfahren			
Autotiering			
Performancemonitoring			
Sizing-Garantie			
1.4 §301/302-Server			
Koexistenz mit bestehendem §301-Server des Krankenhauses			
Zertifikatswechsel selbst möglich			
Monitoring möglich			
Wochenendbereitschaft Lieferant			
1.5 Terminalserverunterstützung			
Unerstützung einer Multisite-Terminalserverumgebung			
Skalierbar bis 100 Plätze			
Unterstützung geringer Bandbreiten			
zentrales Management			
dezentrales Management			

Tabelle 9: Anforderungskatalog Anwendungssysteme (1)

Anforderungskatalog Informationssystem Gesundheitsnetz Bremeland

	ja	nein	Bemerkungen

2. Schnittstellen

2.1 HL7

HL 7 Version 3 unterstützt

Alle Satzarten ohne Zusatzkosten

In-/Out unterstützt

Eigene Konfiguration möglich

Monitoring möglich

2.2 DICOM

DICOM Standard implementiert

keine eigenen Standards

Langzeitarchivierung

Archivierung anderer Formate

2.3 Fibu/Controlling

SAP

Andere (bitte nennen)

2.4 Archivsystem

d.velop

Marabu

Optimal Systems

HYDMEDIA

Andere (bitte nennen)

2.5 Labor

Roche

Abott

iSoft

Andere (bitte nennen)

2.6 Materialwirtschaft

SAP

Andere (bitte nennen)

Tabelle 10: Anforderungskatalog Anwendungssysteme (2)

Anforderungskatalog Informationssystem
Gesundheitsnetz Bremeland

	ja	nein	Bemerkungen
2. Schnittstellen			
2.7 Kodiertool			
ID DIACOS			
3M			
Andere (bitte nennen)			
2.8 Medizinische Qualitätssicherung			
GeDoWin			
QS Cockpit			
Andere (bitte nennen)			
2.9 Weitere Schnittstellen			
ODBC			
CSV			
SOAP			
Andere (bitte nennen)			
2.10 Elektronischer Datenaustausch			
EDIFACT			
Andere (bitte nennen)			
2.11 Integrationsgrad			
Eigene Konfiguration möglich			
Weboberfläche			
Eigene Reports möglich			
2.12 Integration von Standardsoftware			
SAP			
Andere (bitte nennen)			
MS Office			
OpenOffice			
Weitere (bitte nennen)			

Tabelle 11: Anforderungskatalog Anwendungssysteme (3)

Anforderungskatalog Informationssystem Gesundheitsnetz Bremeland

	ja	nein	Bemerkungen
3. Benutzungsschnittstelle			
3.1 Look & Feel			
Rich Client Anwendung			
Web Client			
Mobile Device Client			
3.2 Hilfe			
Kontexthilfe			
Online-Hilfe			
Deutsche Handbücher			
Anwenderhotline			
4. Administration			
4.1 Werkzeugunterstützung			
OTRS-Anbindung			
Nagions-Unterstützung			
Andere (bitte nennen)			
4.2 Delegation			
Berechtigung auf Satzebene möglich			
Vererbung von Richtlinien			
Massenänderungen			
Monitoring möglich			
5. Datenschutz/Systemsicherheit			
5.1 Berechtigungskonzept			
Änderungen protokollierbar			
Protokoll unveränderbar			
Workflowunterstützung			
5.2 Sicherheitsfunktionen			
Mehrstufige Berechtigungen			
Protokollierung			
Passwortschutz			
Biometrie			

Tabelle 12: Anforderungskatalog Anwendungssysteme (4)

Anforderungskatalog Informationssystem Gesundheitsnetz Bremeland	ja	nein	Bemerkungen
5. Datenschutz/Systemsicherheit			
5.3 Digitale Signatur			
Einbindung möglich			
Eigene Zertifikate			
EGK/HBA anwendbar			
5.4 Verschlüsselung			
Verschlüsselter Nachrichtenaustausch			
Verschlüsselte Datenspeicherung			
Verschlüsselter Datenverkehr			
6. Archivierung			
6.1 Kurzzeitarchiv			
Schnelle Kurzzeitarchivierung			
Rechtssicherheit			
schneller Zugriff			
6.2 Integration Langzeitarchiv			
Separate Lizenzierung			
Rechtssicherheit			
Zugriffszeiten			
6.3 Patientenaktenarchivierung			
Rechtssicherheit			
Wiederverwertbarkeit			
Wirtschaftlichkeit			
Integration			

Tabelle 13: Anforderungskatalog Anwendungssysteme (5)

6.3 Stufenplanung

Auf Grund der flachen Infrastruktur kann das Projekt in zwei Stufen ausgeführt werden. In der ersten Stufe wird das zentrale Basissystem im KKH und MVZ gebaut und nach entsprechenden Tests in den produktiven Betrieb überführt. Im zweiten Schritt erfolgt dann die Anbindung der Standorte über Terminalserver.

Stufe 1	IT-Abt.	Anwender	Extern
• Serverinfrastruktur KKH • Serverinfrastruktur MVZ • Implementationstest	x		x
• Test- und Schulungssystem installieren • Datenübernahmetests • Performancetests	x	x	x
• Stammdatenübernahme		x	x
• Clientinstallation	x	x	
• Produktivstart	x	x	x
Stufe 2	IT-Abt.	Anwender	Extern
• Rollout Standorte • Test WAN • Test Terminalserver • Test Peripherie	x	x	x
• Abnahme	x	x	x
• Produktivstart	x	x	x

Tabelle 14: Stufenplan

6.4 Vorgehensmodell für das strategische IT-Beschaffungsprojekt

Dem Vorschlag von Becker (2010)[9] folgend, gliedert sich das Beschaffungsprojekt in vier Phasen, nämlich Konzeption, Beschaffung, Implementierung und Pilotbetrieb. Grafisch aufbereitet, stellt sich dieses wie folgt dar:

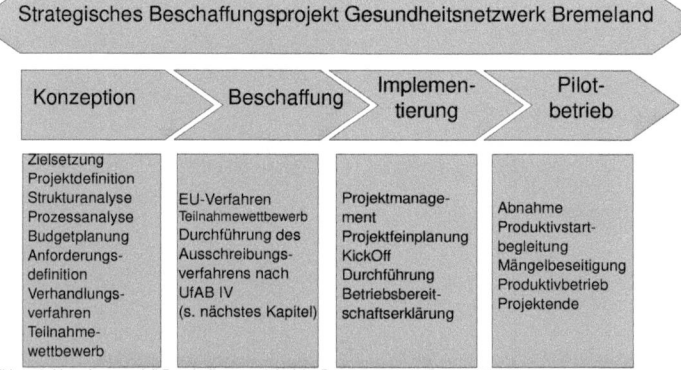

Abbildung 3: Vorgehensmodell Beschaffungsprojekt (eig. Darstellung nach Becker (2010))

---

9   Becker (2010), S. 53

6.5 Schritte für eine öffentliche Ausschreibung

Eine öffentliche Ausschreibung ist deshalb notwendig, weil das kommunale Kreiskrankenhaus Bremestadt 50% der Gesellschaftsanteile der Dienstleistungsgesellschaft Bremeland GmbH hält. Diese wiederum stellt gem. der Situationsbeschreibung alle Ressourcen und Dienstleistungen und damit auch die IT-Ausstattung.

Es sind gem. der „Unterlage für Ausschreibung und Bewertung von IT-Leistungen Version 2.0" (UfAB V)[10] folgende Schritte durchzuführen.

1. Anlegen einer Vergabeakte

   Die Akte wird angelegt um die ordnungsgemäße Durchführung des Verfahrens zu dokumentieren und nachvollziehbar zu machen. Sie muss lückenlos alle relevanten Dokumente des Verfahrens enthalten.

2. Schätzung des Auftragswertes

   Es handelt sich um den geschätzten Netto-Auftragswert, hier 500.000 €.

3. Festlegung des Vergabeverfahrens.

   Ein EU-weites „Offenes Verfahren" ist geboten, da der Schwellenwert gem. Vergabeverordnung (seit dem 1.1.2014 207.000 € für „sonstige Liefer- und Dienstleistungsaufträge), mit dem genannten Wert von 500 T€, überschritten wird[11].

4. Festlegen der Vergabeart.

   Es muss eine öffentliche Ausschreibung durchgeführt werden, da keiner der Ausnahmetatbestände des §3 VOL/A vorliegt.

5. Erstellung eines Zeitplans.

   Für den Bereich EU-weiter Verfahren gelten bestimmte, nach Kalendertagen bemessene Fristen, die §12 EG der VOL/A zu entnehmen sind.

6. Zusammenstellung der Verdingungsunterlagen.

   Für das „Offene Verfahren" sind gem. UfAB folgende Maßnahmen erforderlich:

   - Erstellung der Vergabeunterlagen inklusive der Vertragsentwürfe und der Bewertungsmatrizen für die Eignungsprüfung und die Leistungsbewertung.
   - Erstellung der Bekanntmachung des offenen Verfahrens mit den geforderten Inhalten nach dem EU-Muster.
   - Aufnahme der jeweiligen Bewertungsmatrix für die Eignungsprüfung und Leistungsbewertung in die Vergabeakte.

---

10 http://www.cio.bund.de/SharedDocs/Publikationen/DE/IT-Beschaffung/ufab_v_version_2_0_final_pdf_download.pdf?__blob=publicationFile, 15.03.2014
11 Die VOL verweist auf § 100 Absatz 1 des Gesetzes gegen Wettbewerbsbeschränkungen (GWB), welches seinerseits auf §2 der Vergabeverordnung (VgV) verweist. Hier findet sich ein Verweis auf die Richtlinie 2004/18/EG „in der jeweils gültigen Fassung", sodass eine Änderung der Werte in der Richtlinie durch die Europäische Kommission unmittelbar Gültigkeit erlangt. Zuletzt wurde die genannte Richtlinie durch VERORDNUNG (EU) Nr. 1336/2013 DER KOMMISSION vom 13.12.2013 geändert. Gut aufbereitete Informationen hierzu finden sich beim Fachverlag Thomas Ferber unter der Webadresse http://www.eu-schwellenwerte.de/index.html, 15.03.2014

- Veröffentlichung der Bekanntmachung des offenen Verfahrens mind. im EU-Amtsblatt.
- Entgegennahme der Anträge der Interessenten zur Übersendung der Vergabeunterlagen.

7. Versand der Vergabeunterlagen.

   Versand von Anschreiben, Bewerbungsbedingungen und Vertragsunterlagen innerhalb von sechs Tagen gem. UfAB Ziff. 3.2.7.

8. Behandlung von Bewerberfragen.

   Erteilung sachdienlicher Informationen an Anfrager innerhalb von sechs Tagen. Im Sinne der Gleichbehandlung stehen allen Bewerbern die gleichen Informationen zu.

9. Angebotsöffnung

   Alle Angebote sind bis zum Ende der Angebotsfrist verschlossen zu halten. Die Angebotsöffnung erfolgt gem. §14 VOL/A.

10. Bewertung der Angebote

    Die Prüfung der Angebote erfolgt gem. UfAB in folgenden vier Schritten.

    - Formale Prüfung
    - Eignungsprüfung
    - Prüfung der Angemessenheit der Preise
    - Ermittlung des wirtschaftlichsten Angebotes

11. Zuschlagsentscheidung

    Dokumentierte und nachvollziehbare Entscheidung für das wirtschaftlichste Angebot.

12. Informations- und Wartepflicht

    Alle nicht berücksichtigten Bieter sind 15 Tage vor der Zuschlagserteilung über die Nichtberücksichtigung und deren Gründe, den Termin der Zuschlagserteilung sowie den Bieter, dessen Angebot den Zuschlag erhalten soll, zu informieren.

13. Zuschlagserteilung

    Die Zuschlagserteilung muss dem Bieter vor Ablauf der Zuschlagsfrist zugehen. Der Vertrag kommt durch die Zuschlagserteilung zu Stande.

14. Erstellung der Vertragsurkunde

    Die Urkunde entspricht grundsätzlich dem Vertragsentwurf der Vergabeunterlagen.

15. Unterzeichnung der Vertragsurkunde

    Formaler Akt zur Beweis- und Rechtssicherung.

16. Bekanntmachungs-/Melde- und Berichtspflichten (gilt nur für EU-weite Verfahren)

    Bekanntmachung binnen 48 Tagen gem. §23 EG VOL/A.

17. Abschluss des Vergabeverfahrens

    Prüfung der Vergabeakte sowie deren Archivierung.

Literaturverzeichnis

Reynolds, G. (2013). *ZEN oder die Kunst der Präsentation.* Heidelberg: dpunkt.verlag.

Thiele, A. (2013). *Argumentieren unter Stress (10. Auflage).* München: Deutscher Taschenbuch Verlag.

Becker, K. (2010). *Strategische IT-Beschaffung. APOLLON Studienheft GESIH03-0410A02.* Bremen: APOLLON.

Abbildungsverzeichnis

Tabellenverzeichnis

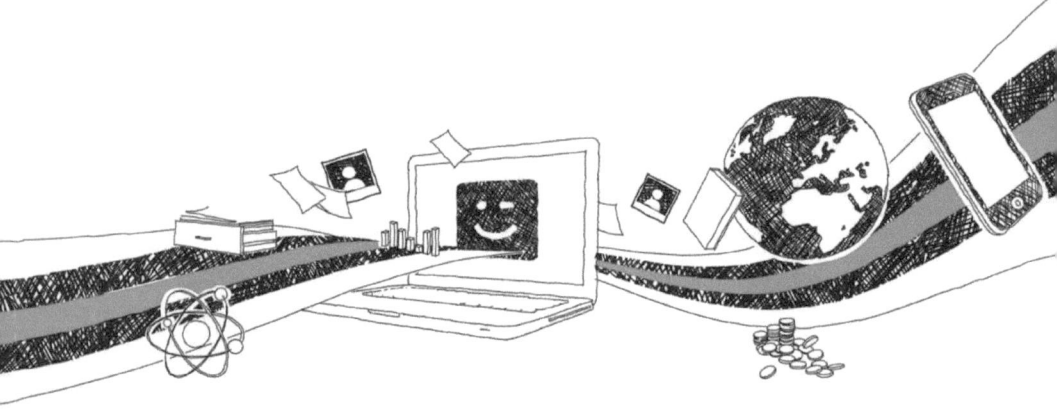
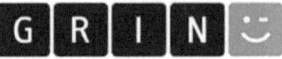